L'HYSTÉRIE

VASO-MOTRICE

PAR

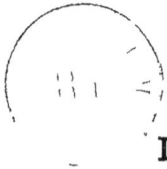

Louis **WATON**

EXTERNE DES HÔPITAUX (Concours 1889)

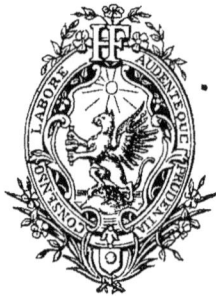

MONTPELLIER

IMPRIMERIE CENTRALE DU MIDI

(Hamelin Frères)

—

1892

L'HYSTÉRIE

VASO-MOTRICE

PAR

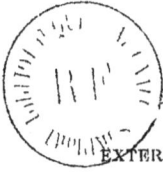

Louis WATON

EXTERNE DES HÔPITAUX (Concours 1889)

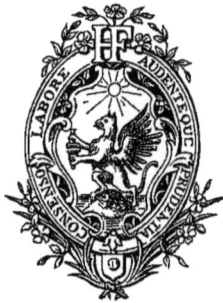

MONTPELLIER

IMPRIMERIE CENTRALE DU MIDI

(Hamelin Frères)

—

1892

L'HYSTÉRIE VASO-MOTRICE

A MONSIEUR LE COMTE DE BLÉGIER

A MONSIEUR ALFRED BLAVY

Avocat près la Cour d'appel de Montpellier

A MES AMIS

PIERRE ET ÉMILE JOUGUET

L. WATON.

A LA MÉMOIRE DE MON PÈRE

LE DOCTEUR JULES WATON

A LA MÉMOIRE DE MA MÈRE

À MA GRAND'MÈRE

L. WATON.

A MON FRÈRE

Tu accepteras cette dédicace comme un témoignage de mon affection et de ma reconnaissance.

L. WATON.

C'est à M. le docteur Bosc, chef de Clinique médicale, que nous devons l'idée première de ce travail sur l'hystérie. Nous accueillîmes son conseil avec d'autant plus de plaisir, que nous avions été fort intéressé par la leçon magistrale que fit M. le professeur Carrieu, sur ce sujet, à l'hôpital suburbain. Séduit surtout, nous fûmes, par les mots qui terminaient la leçon : « Otorragies, hématémèses, dermographie, sueurs, troubles circulatoires des extrémités, dépendent tous d'une même cause; de sorte que, pour bien graver dans votre esprit la relation qui existe entre ces divers symptômes, nous lui donnerons le noms de *forme vaso-motrice de l'hystérie.* » C'est là le point de départ de notre thèse, et nous demanderons à M. Carrieu de conserver ces mots d'hystérie vaso-motrice comme titre de notre thèse.

Mais avant de commencer cet ouvrage, dont la soutenance sera notre dernier acte dans la Faculté, qu'il nous soit permis d'offrir à tous nos Maîtres le modeste hommage de notre profonde reconnaissance.

M. le professeur Tédenat, dont la bienveillante sympathie ne nous a jamais fait défaut pendant les mois d'externat que nous avons eu l'honneur de passer dans son service et pendant toute la suite de nos études, voudra bien accepter l'expression de nos plus vifs sentiments de gratitude et de notre inaltérable dévouement.

Qu'il nous soit permis de ne pas oublier MM. les professeurs agrégés Estor, Ducamp et Rauzier, dont les conseils et les brillantes leçons nous ont tant aidé dans nos études.

M. le docteur Coste, bibliothécaire à la Faculté, acceptera notre reconnaissance pour la sollicitude qu'il nous a toujours montrée.

M. le docteur Bosc, chef de Clinique médicale, nous permettra de lui offrir nos remerciements, pour la sympathie qu'il a bien voulu nous accorder durant notre service chez M. le professeur Carrieu.

Que notre Maître, M. le professeur Carrieu, soit assuré de toute notre reconnaissance, pour l'intérêt qu'il nous a porté, pour avoir bien voulu nous permettre de puiser dans sa belle leçon les renseignements qui nous étaient nécessaires, et surtout pour le grand honneur qu'il nous fait aujourd'hui en acceptant la présidence de notre thèse.

MEIS AMICIS

L. WATON.

L'HYSTÉRIE VASO-MOTRICE

CHAPITRE PREMIER

OBSERVATIONS

OBSERVATION PREMIÈRE

(Recueillie par M. le D⟨r⟩ Bosc, chef de Clinique médicale, dans le
service de M. le professeur Carrieu, à l'hôpital suburbain.)

Hélène M..., vingt et un ans, domestique, née à Rodez
(Aveyron), depuis un an à Montpellier. Entrée à l'hôpital
Saint-Éloi suburbain le 3 mai 1892.

Antécédents héréditaires. — Le grand-père paternel, âgé
de cent ans, n'a jamais été sérieusement malade ; ne buvant
pas. La grand'mère est morte très âgée. Le père, cordonnier,
est âgé de cinquante-sept ans. Depuis sa jeunesse est un bu-
veur forcené ; prend cinq à six absinthes chaque jour et un
nombre aussi considérable de petits verres d'alcool. A qua-
rante-huit ans, il a eu une première attaque, et depuis lors
les attaques sont devenues fréquentes. Il tombe brusquement,
sans connaissance, sans écume, sans cri, sans morsure de la

langue. Pas de paralysie consécutive. Il est d'un caractère très violent.

Le père a trois frères qui sont aussi alcooliques que lui.

Le grand-père et la grand'mère de la mère sont morts jeunes.

La mère est morte à trente-six ans de phtisie. Traînant depuis sept ans, elle a succombé après une hémorragie abondante. Un frère de la mère a eu des rhumatismes, un autre est mort à la suite d'attaques à quarante-deux ans.

La malade a eu trois frères. L'un, qui était d'un caractère sombre et violent, s'est suicidé à la suite de chagrins domestiques ; l'autre a eu des rhumatismes articulaires à l'âge de onze ans. En général, dans la famille, tous les membres sont plus ou moins nerveux.

Antécédents personnels.— Rien à noter dans le jeune âge. Scarlatine bénigne à neuf ans ; rougeole à douze et seize ans. Réglée à onze ans. La menstruation s'établit après trois jours de violentes douleurs dans les reins, le ventre et l'estomac. Pertes abondantes pendant huit jours avec persistance de douleurs. Après cette première apparition, les règles se suppriment, et, pendant un an, elle ne perd ni en rouge ni en blanc. Mais elle a de grandes douleurs dans les reins et le ventre à l'époque où ses règles devraient venir.

La malade avait un caractère très vif, s'emportait facilement, mais revenait vite. Très souvent accès de colère suivis de crises de larmes. Aimant à faire sa tête, à aller et venir sans contrôle. Intelligence vive.

Jusqu'à l'âge de dix-neuf ans, la malade jouit d'une bonne santé ; elle était grosse, fraîche, n'avait éprouvé ni vertiges, ni sensation de boule, ni vapeur. Étant allée à l'école jusqu'à cet âge, elle n'avait pu faire aucun excès de travail.

Les règles, qui avaient disparu pendant un an, à partir de

INTRODUCTION

« L'affection hystérique, dit Sydenham (*Dissertation sur l'hystérie*), n'est pas seulement très fréquente, elle se montre encore sous une infinité de formes diverses » En effet, la même affection n'implique point forcément les mêmes accidents, et deux hystériques présentent aux investigations du médecin des symptômes absolument différents, occasionnés cependant par la même maladie.

Telle hystérique sera paralysée, telle autre ressentira plus particulièrement des troubles de la sensibilité ; chez une troisième malade, des phénomènes psychiques se présenteront. Ce sont là faits connus depuis longtemps et parfaitement étudiés par les auteurs. Mais à côté de ceux-là, en existent d'autres peu connus jusqu'ici, où le système vaso-moteur est plus sûrement atteint, comme le prouvent tous les accidents relatés dans nos observations.

Nous croyons, avec leur aide, pouvoir démontrer, et c'est là notre but, qu'à côté des formes motrices, sensitives, psychiques de l'hystérie, acceptées par tous, il y a une place pour l'hystérie vaso-motrice.

Pour cela faire, après avoir donné nos observations dans un

premier chapitre, nous étudierons dans le second chacune d'elles en faisant ressortir la symptomatologie.

Le diagnostic différentiel fera l'objet du chapitre troisième.

La physiologie pathologique, le pronostic et le traitement, nous fourniront les chapitres IV, V et VI.

leur établissement, reviennent au bout de ce temps et reparaissent dès lors tous les mois avec quelques irrégularités. Trois jours avant leur apparition, elle ressentait de grosses douleurs dans le bas-ventre, la tête, mais surtout l'estomac. Ces douleurs épigastriques ne venaient pas seulement au moment des règles, mais à des moments quelconques du mois, sans rapport avec les menstrues ou le moment des repas.

A dix-neuf ans, la malade a eu une dispute avec sa marâtre (octobre 1890). Elle entre dans une violente colère, est hors d'elle et lance des bouteilles à la tête de son interlocutrice. Puis, toujours violemment surexcitée, elle s'enfuit dans le jardin, la tête complètement perdue. Là, elle se sent défaillir, il lui semble qu'une boule part du creux épigastrique et vient l'étouffer à la gorge. Elle se débat, ne peut plus respirer, pousse un grand cri, tombe et perd bientôt connaissance. Elle demeure une heure dans cet état, continuant à se débattre avec de grands mouvements, arc de cercle, etc., sans morsure de la langue ni écume, etc.

Au bout d'une heure, elle avait repris connaissance et eut une crise abondante de larmes. Elle est toute brisée, avec un grand mal à la tête et à l'estomac.

Cette attaque avait eu lieu à midi; tout le reste de la journée, la douleur de tête persiste, devient même atroce, l'empêche de rester un moment en place, elle va et vient, soutenue par deux personnes, la tête ballante, gémissant et pleurant abondamment, sans, au fond, savoir pourquoi. Cet état persiste jusqu'à onze heures du soir.

A ce moment, brusquement, il s'écoule des deux oreilles un filet de sang vermeil qui continue à couler avec la même abondance toute la nuit. Dès l'apparition de l'hémorragie, les douleurs de tête et la pesanteur avaient disparu comme par enchantement.

Le lendemain matin, le sang continue à couler par les deux

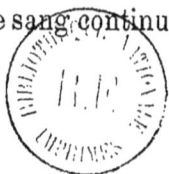

oreilles ; il ne s'écoule plus en filet, mais goutte à goutte, diminue ensuite progressivement, et les jours suivants l'écoulement ne se fait plus que par intermittence : elle saignait des deux oreilles chaque matin, vers quatre heures, mouillant son traversin, puis ne saignait plus de toute la journée, ou très peu pendant quelques minutes.

Cet état persiste pendant deux mois et entraîne une faiblesse assez marquée.

Un médecin ordonne alors des injections très chaudes dans les oreilles, et l'écoulement en effet se tarit. Mais au bout de huit jours, après une injection d'eau trop chaude, la malade a tout à coup une sensation bizarre, sent une boule monter du creux épigastrique jusqu'au cou et elle tombe brusquement sur son lit et demeure là étendue, comme morte, les yeux fermés. Elle entendait et comprenait ceux qui parlaient à côté d'elle, les lamentations de ses parents, les appels qu'ils lui adressaient ; mais elle se sentait complètement impuissante. Malgré toute son envie, toute sa volonté de crier, de prouver qu'elle existait, elle ne pouvait ni ouvrir les yeux, ni remuer un membre. Cependant elle sentait quand on la touchait et que le médecin avait essayé de faire tenir son bras dans la position où on le plaçait, cela sans succès.

Elle demeure deux jours dans cet état.

A la suite d'une saignée, ne pouvant ouvrir les yeux ni parler, elle montre avec sa main qu'elle souffre du cou ; on la soulève un peu, elle rend un gros caillot, puis rejette deux grandes cuvettes d'un sang noir de très mauvaise odeur.

Elle sent quelque chose qui la serre au niveau de l'estomac, et brusquement elle vomit abondamment du sang pur, non mélangé d'aliments ou avec quelques aliments, suivant l'heure où le vomissement se produit.

Ces vomissements surviennent en effet plusieurs fois par jour et à des moments quelconques de la journée.

Pendant ce temps, les oreilles ne saignaient presque plus, mais l'otorragie augmentait, quand la malade avait mal à la tête.

La jeune fille est pâle et maigre. — Fer et hydrothérapie.

En janvier 1890, elle a une grippe à forme nerveuse qui dure treize jours. La malade délire beaucoup et accuse des hallucinations de la vue et de l'ouïe. Les vomissements de sang continuent pendant toute la durée de la grippe.

Une dizaine de jours après, attaque très forte, précédée de la sensation de boule, et accompagnée de mouvements convulsifs des membres des deux côtés. L'attaque n'a, cette fois-ci, aucune action sur les hématémèses, pas plus que sur l'hémorragie par les oreilles, qui persiste encore très légère.

Pendant la période des règles, qui arrive régulièrement chaque mois, les vomissements de sang persistent, les menstrues demeurent absolument normales.

Le 3 février 1890, elle va voir guillotiner Durand (l'assassin du docteur Cassan), elle revient profondément frappée du spectacle. Aussitôt arrivée chez elle, elle a une violente attaque avec vomissements sanglants quelque temps après son réveil.

Pendant les années 1890-91, elle continue à vomir, sans souffrances. Migraine violente qui prend tout le côté droit de la face et l'œil de ce côté. La malade y voit trouble, a la sensation de flammes blanches, sans embarras de la parole.

Malgré les accès de migraine très fréquents, malgré les vomissements de sang quotidiens, très abondants, variant entre un verre et une cuvette complètement remplie, elle est assez forte pour faire son travail de domestique.

Depuis juin 1891, elle est en effet à Montpellier. A son arrivée, elle ne pouvait supporter comme alimentation qu'un peu de bouillon et du jus de viande. Peu à peu les vomissements diminuent et elle arrive à une alimentation ordinaire.

Pendant ces quelques mois, elle demeure, en somme, bien portante et n'a qu'une seule attaque.

Est retombée bien plus malade depuis trois mois.

Il y a trois mois environ, elle apprend la mort de l'un de ses frères. Dès qu'elle a lu la dépêche, elle a une forte attaque de nerfs, et, comme elle était en pleine menstruation, les règles s'arrêtent complètement. Les vomissements de sang se suppriment aussi et elle demeure trois jours, sans vomir, avec des douleurs très vives dans l'estomac et dans le dos ; se sentait serrée comme dans un bouclier ; avait des douleurs vives à la tête avec sentiment de pesanteur de ce côté.

Au bout de ces trois jours, les vomissements reparaissent mais sont moins abondants et plus rares. Les douleurs d'estomac persistent, douleurs sourdes siégeant principalement au creux épigastrique et dans le dos. En même temps, *sueurs* abondantes au niveau de tout le corps.

A son réveil le matin, elle sent une douleur très vive dans le bras, comme si on l'écrasait. Ce bras est lourd, tout endormi, et elle ne peut le remuer. Ces phénomènes disparaissent au bout d'un quart d'heure.

Crampes dans les mollets. Pas de diplopie, pas de diminution remarquable de l'acuité visuelle, pas de dyschromatopsie.

Etat actuel. — Le 4 mai 1892, la malade est une jeune fille de taille au-dessous de la moyenne, amaigrie, mais dont l'état général est cependant satisfaisant. La face est assez colorée et les muqueuses présentent une coloration normale.

Les règles sont suspendues depuis trois mois.

Au point de vue de la motilité, elle ne présente qu'un peu de lourdeur dans la marche due, d'après la malade, à des sensations douloureuses dans les mollets ; ni paralysie, ni parésie, se sent bien de ses membres, sans enraidissement, ni diminution des forces, sans troubles portant sur la direction ou la précision du mouvement.

Mais on note, surtout marqué à gauche un tremblement des extrémités supérieures, à vibrations courtes, fréquentes, rapides, à direction verticale. Ce tremblement existe aussi au repos et s'exagère quand on percute les muscles de l'avant-bras, ou quand la malade est un peu émue. Ce tremblement existerait depuis la première otorragie, c'est-à-dire, depuis deux ans. Très léger au début, il aurait augmenté beaucoup dans ces derniers temps. Quand le tremblement est à son maximum, elle ne peut tenir ou porter à sa bouche une cuiller pleine sans renverser une partie du contenu. Pas d'hérédité pour ce tremblement.

Rien du côté de la musculature externe de l'œil. Les pupilles sont égales, moyennement dilatées et présentent des réflexes normaux à la lumière et à l'accommodation.

Les réflexes musculaires de l'avant-bras sont normaux des deux côtés ; les réflexes tendineux sont exagérés des deux côtés, mais surtout à droite.

Réflexes cutanés normaux, peut-être plus marqués à gauche.

Réflexe rotulien légèrement marqué des deux côtés.

Sensibilité. — La sensibilité, au contact, est normale du côté droit, très diminuée à gauche. Il en est de même de la sensibilité au froid.

La sensibilité à la douleur est diminuée pour tout le côté gauche, y compris la face.

Au niveau de l'avant-bras, anesthésie complète superficielle et profonde, se limitant en haut, à un travers de doigt au-dessous de l'articulation du coude, par une ligne nette d'amputation à lambeau postérieur.

En bas, l'anesthésie se limite, en avant, un peu au-dessous

du poignet, prenant la région du thénar, en arrière, elle s'étend aussi un peu au-dessous du poignet, prenant la région du thénar; en arrière, elle s'étend aussi un peu au-dessous du poignet, comprend le pouce et le bord cubital de la main et du petit doigt.

Tout le reste de la face palmaire de la main présente une hyperesthésie marquée. Zones d'hyperesthésie de la grandeur d'un écu, sur les faces antérieure et postérieure du poignet.

Au niveau du tronc, zone d'anesthésie complète au-dessous de la mamelle gauche, de la grandeur de la paume de la main.

Diminution de la sensibilité à la douleur dans tout le côté gauche du corps, sauf au niveau du pied, où l'on note une hyperesthésie considérable.

Dans tout le côté droit, la sensibilité est normale ; on doit noter un certain degré d'hyperesthésie, surtout à la partie inférieure du tronc et dans le membre inférieur.

Pour la sensibilité à l'*électricité*, les troubles sont les mêmes que pour la sensibilité à la douleur.

Anesthésie *pharyngée*.

Pas de clou hystérique, pas de céphalalgie en ce moment. *Zones hystérogènes* fort douloureuses du niveau de l'*ovaire gauche*, de la *troisième dorsale*, une autre encore plus douloureuse et qui arrache des cris à la malade, au niveau de la *septième dorsale*, l'espace qui sépare ces deux apophyses étant très sensible. En outre, deux points sous-mammaires.

Sensibilité spéciale : Vue. — La malade y voit bien et des deux yeux également, pas de diplopie ; reconnaît bien toutes les couleurs, mais présente une amblyopie hystérique caractérisée par un rétrécissement du champ visuel, avec inversion des cercles de couleur. Fond d'œil normal. Emmétropie de l'œil gauche. Chromatopsie.

Oreilles. — Ouïe normale des deux côtés, sauf quelques bourdonnements de l'oreille gauche. Avec la compétence qu'on lui connaît, M. le Dr François, qui a bien voulu prendre sous sa direction les examens otologiques et laryngoscopiques du service, a examiné les oreilles de notre malade. Cet examen montre, pour l'oreille gauche, le tympan déprimé ; toute la partie supérieure (attique) présente une vive congestion. En bas et en haut du triangle lumineux, un point rouge formé par un caillot sanguin qui boucherait une déchirure du tympan. Pour l'oreille droite, congestion intense du cercle tympanique avec perforation nette du tympan, bouchée par un caillot en forme de tête de clou. Pas de perversion du goût ; rien du côté de l'olfaction.

La circulation périphérique se fait mal, surtout au niveau des extrémités ; *marbrures violacées* au niveau des mains et des avant-bras avec refroidissement de ces parties.

Sueurs abondantes de la paume des deux mains et de la face. Les gouttes de sueurs perlent, très abondantes, au niveau de l'ouverture des glandes et s'exagèrent par moment.

Les piqûres faites du côté gauche ne saignent pas ; mais, au bout d'un instant, la peau rougit autour de chaque coup d'épingle, puis à ce niveau se forme une élevure très sensible à la vue et au toucher.

Il existe, en effet, une véritable dermographie. Nous écrivons le nom de la malade, avec la tête d'une épingle, sur le devant de la poitrine. Immédiatement la peau rougit, suivant les lettres dessinées ; cette rougeur, d'abord faible, devient très intense, et au bout de quarante secondes ou une minute apparaît une ligne blanche dans la partie médiane de la ligne rouge, donnant à l'œil une sensation de bourrelet qui n'est pas encore sensible au toucher. Au bout d'environ deux minutes, le doigt a très nettement l'impression d'une élevure et le nom se lit de fort loin et forme un relief très marqué.

Si on écrit le nom, non plus avec la tête, mais avec la pointe de l'épingle, tout en ne frottant que très légèrement, le bourrelet apparaît beaucoup plus vite et persiste bien plus longtemps.

Cette dermographie est un peu plus intense du côté gauche que du côté droit.

La malade rougit très facilement et la figure s'empourpre brusquement.

Rien du côté des organes génito-urinaires.

Au cœur, bruits normaux. Pas de souffle anémique.

Le traitement fait au dehors (lavage à l'eau froide, douches, lait) avait diminué les vomissements de sang.

7 mai 1892. — La malade a encore vomi du sang, mais en moindre quantité qu'hier. Il y en a environ la valeur d'un grand verre, d'une couleur rutilante, mélangé de caillots noirs. Les crampes d'estomac sont aussi douloureuses, malgré une potion à la cocaïne. Avant ses vomissements, la malade ressent une douleur au creux épigastrique et dans le dos : elle suffoque, fait des efforts et vomit. A la suite se sent très fatiguée.

Agacement facile. Insomnie.

Battement sus-sternal manifeste, donnant à la main une sensation de frémissement. Dédoublement du premier bruit du cœur à la pointe. — Lait et cocaïne.

9. — Se trouve mieux. Pas de vomissements, un peu de douleur aux oreilles. Les battements sus-sternairés ont disparu.

10. — Hier, à sept heures du soir, étant endormie, est devenue très rouge ; puis a ressenti tout à coup une grande sensation de faiblesse et a eu une attaque avec mouvements désordonnés.

11. — Plus de douleurs d'estomac ; se sent très bien, demande à prendre autre chose que du lait.

Pouls 69, bondissant, assez dépressible.

Pupilles égales à 3 millimètres. Pas d'hémorragie.

Constipation.

Les urines recueillies dans les vingt-quatre heures qui ont suivi l'attaque du 10 mai ont été analysées et montrent une inversion nette de la formule des phosphates.

Date	Quantité	Urée par 24 heures	P^2O^5 total	P^5O^2 terreux	P^2O^5 alcalin	Coeffic. d'oxyd.
—	—	—	—	—	—	—
8-9 mai Normale	650 c.c.	11,63	1,12	»	»	80 %
9-10 Attaque	500 c.c.	3,29	0,40	0.19	0,21	59 »

13. — A eu une crampe très douloureuse dans le bras gauche. N'a pu remuer son bras pendant un quart d'heure.

17. — Depuis le 13, la malade va fort bien. Quoi qu'elle soit depuis cette date à l'alimentation ordinaire de l'hôpital, elle n'a ni vomissements, ni otorragies, ni douleurs gastriques.

Caractère fantasque ; s'énerve facilement, répond bien aux questions qu'on lui pose, mais par moments n'est plus du tout à la conversation, et il faut la secouer un peu.

18. — La malade a eu un écoulement de sang abondant par les oreilles. Nous la voyons de bon matin, le mouchoir qui fait le tour de la tête tout maculé de sang, ainsi que l'oreiller et les draps.

Pas de douleurs, l'otorragie a cessé à la visite.

Dermographie très nette.

Pas de douleur gastrique. Pas de vomissements.

La malade demande à sortir de l'hôpital, et, comme elle ne veut pas entendre raison, on la laisse partir.

OBSERVATION II

(Recueillie par MM. Bardier et Laguerre, élèves du service de dermatologie et syphiligraphie, Hôtel-Dieu de Toulouse ; publiée dans le *Languedoc médical*, décembre 1891.)

M. F...., vingt-deux ans. Pas d'antécédents héréditaires. Mère morte d'une piqûre de serpent, il y a douze ans. Père, quarante-sept ans, bien portant, présente peut-être quelques bizarreries de caractère. Pas d'antécédents personnels.

Cette malade est entrée dans le service le 31 octobre 1891, pour une affection des organes génitaux externes. Elle présentait sur la grande lèvre gauche une tumeur piriforme à grosse extrémité tournée du côté de la vulve et faisant saillie dans le rectum et le vagin. Cette tumeur était fluctuante, douloureuse, obligeait la malade à garder le lit depuis déjà huit jours et coïncidait avec une vaginite légère et une endométrite cervicale. C'était un abcès chaud qui s'ouvrit spontanément du 1er au 2 novembre. L'abcès ouvert, la douleur disparut, mais il resta un trajet fistuleux situé à 1 centimètre ou 1 cent. 1/2 environ du sphincter.

Le 4 novembre, notre malade se plaint de nouveau de douleurs dans le bassin ; le toucher rectal et vaginal permet de constater la présence d'une nouvelle tumeur située dans la cloison recto-vaginale.

Un nouvel abcès se formait qui s'ouvrit, lui aussi, sans intervention chirurgicale, dans le rectum, 3 centimètres plus haut que le précédent, laissant, à l'endroit où il s'était ouvert, un deuxième trajet fistuleux.

Après avoir fait l'antisepsie du vagin et du rectum, après avoir fait prendre à la malade plusieurs lavements boriqués, M. le professeur Artigalas sectionna un jour, avec l'écraseur, le pont de substance qui séparait les deux fistules. A la suite de cette opération et aussi grâce à la scrupuleuse propreté des pansements, la malade marcha rapidement vers la guérison, et elle allait sortir de l'hôpital lorsque le hasard nous permit de découvrir chez elle une maladie beaucoup plus intéressante que la première.

Déjà, pendant qu'on la traitait pour son affection génitale, la malade s'était plaint de ressentir dans *l'oreille gauche* de vives douleurs; en même temps, son conduit auditif saignait légèrement. A l'examen otoscopique, on découvrit une surface un peu dépolie, un peu papillomateuse, congestionnée.

Quelques lavages antiseptiques eurent raison de ces hémorragies, et notre attention n'aurait pas été autrement attirée par ce fait, si, le 25 novembre, la malade ne nous avait dit avoir, le 23, sans raison, brusquement senti son œil gauche se gonfler de larmes.

Elle prit son mouchoir, s'essuya et le retira couvert de sang. Son effroi fut grand, mais elle ne fit part à personne de sa découverte. Elle se lava avec un peu d'eau phéniquée, qui la fit souffrir beaucoup; les larmes de sang cessèrent et elle se crut guérie.

Le 24, le 25, le 26, le même phénomène se reproduisit. Elle se décida alors à attirer l'attention sur ce point et à demander qu'on l'examinât.

L'œil était absolument sain, pas de trace de blessure, pas de rougeur nulle part.

Nous l'interrogeons alors pour savoir s'il ne s'agissait pas d'hémophilie; elle avait eu autrefois, nous dit-elle, à la suite de contrariétés très vives, à l'âge de seize ans, des épistaxis très répétées, quotidiennes.

Au mois de juin dernier, à la suite d'une scène de famille, elle avait eu une attaque de nerfs, et, deux jours après, elle aurait vomi, une seule fois, et sans jamais avoir souffert de l'estomac, une certaine quantité de sang très noir. En dehors de ces hémorragies émotives, elle ne se souvient pas d'avoir été malade.

Nous cherchâmes, sur le champ, s'il existait des signes d'hystérie, et nous arrivâmes à constater, en un grand nombre de points disséminés, des zones hystérogènes très nettes. La région ovarienne droite, la région sous-mamelonnaire, la pointe de l'omoplate, le pli du coude, le creux poplité du même côté, étaient le siège d'autant de plaques, dont la compression aurait provoqué une crise convulsive, si on avait insisté. On déterminait très facilement la sensation de constriction laryngée, de boule.

En outre, la malade était hémianesthésique du côté droit. La sensibilité pharyngée était notablement diminuée, la perception de l'œil droit était très diffuse.

Nous n'avons pu, faute d'installation suffisante, chercher les altérations du champ visuel.

C'était donc de l'hystérie. La malade fut endormie, mais la suggestion fut incapable à ce moment de faire cesser les larmes de sang ; celles-ci reparurent, au contraire, les jours suivants, avec la plus grande facilité, et il suffisait de dire à la malade : « vous saignerez dans tant de minutes », pour voir le phénomène se reproduire et se maintenir avec persistance.

Les choses restèrent dans cet état le 28, le 29 et le 30.

Le 1er décembre, M. le professeur Artigalas l'endormit de nouveau et lui suggéra que les hémorragies oculaires ne se reproduiraient plus, mais qu'elle saignerait au creux de la main gauche. Ce phénomène se produisit sous nos yeux, sans que M. Artigalas se soit éloigné de la malade, et sans que l'on puisse invoquer une supercherie quelconque. La peau était absolument saine au niveau du point qui saignait ; le sang semblait sourdre surtout dans les sillons, à peu près comme aurait coulé une sueur abondante ; on ne trouvait en l'essuyant aucune modification appréciable des téguments.

Cette hémorragie cessa en lavant la main à l'eau froide.

Le soir, la malade fut endormie de nouveau et on lui persuada qu'elle ne saignerait plus au niveau de la main, comme on lui avait suggéré que ses hémorragies oculaires devaient cesser.

Depuis ce moment, la malade n'a plus rien présenté d'anormal. La plaie vaginale est sur le point d'être guérie ; elle va sortir de l'hôpital.

Nous ne croyons pas, en présence de sa facile obéissance à la suggestion, que ces accidents se reproduisent.

OBSERVATION III

(Publiée par Luc, *Arch. internationales de laryngologie,* février 1891)

(Résumée)

Femme, à la suite d'une forte secousse morale, a, dans l'intervalle de deux jours, une hémorragie bilatérale des deux conduits auditifs. Depuis quelque temps, avait des pesanteurs de tête et des bourdonnements d'oreille. Tout à coup, en dehors de la période menstruelle, après une violente discussion, exaspération très vive suivie de sommeil. Au réveil, otorragie double, surtout à gauche. La pesanteur de tête et les bourdonnements disparaissent.

A l'examen, on constate sur la paroi postérieure du conduit auditif interne, au point d'union avec le tympan, une tache violacée, ecchymotique. Pas d'autres lésions.

OBSERVATION IV

(Publiée par Magnus Huss, *Arch. gén. de méd.,* août 1857)

Maria K..., domestique, reçut un coup violent sur le crâne. Quelque temps après, elle fut prise de convulsions et d'hé-

morragies par le cuir chevelu, les yeux et *l'oreille gauche.*
Elle eut aussi des vomissements de sang, accidents qui durè-
rent plusieurs semaïnes.

A ce moment, cessation des hémorragies et amélioration
dans la santé de la malade. Au bout de quinze jours, réappa-
rition des mêmes accidents qui se renouvellent tous les huit
ou quinze jours. Pendant ce temps, là fonction menstruelle
n'est pas altérée. Apparition, dans la moitié gauche du corps,
d'ecchymoses et de sigillations de 4 à 6 centim. de diamètre.
Tous ces troubles se produisent en même temps que des attaques convulsives au sortir desquelles le côté gauche (côté
des hémorragies) restait à demi paralysé pendant un temps
qui variait de six jours à deux ou trois semaines.

Maria K....., qui était heureuse de se voir intéressante et
recevait des cadeaux des personnes qui l'observaient, pouvait,
à sa fantaisie, provoquer des accès d'hémorragie. Pour cela,
elle n'avait qu'à se prendre de querelle avec une de ses voi-
sines. L'exaltation qui s'ensuivait était suffisante pour provoquer une hémorragie.

OBSERVATION V

(Publiée par Ruel, *Dict. des sc. médic.,* art. *Hématémèse,* 1817, t. XX)

Mlle A... éprouve, dès l'âge de onze ans, des accès d'hystérie fréquents, suivis d'un vomissement de sang.

A onze ans, les menstrues apparaissent, la santé se réta-
blit, et l'écoulement a lieu régulièrement pendant quelques
mois.

Une vive frayeur détermine une suppression avec de forts
accès d'hystérie.

Un acte de violence détermine une nouvelle suppression.

Dès la première aménorrhée, il se déclare une déviation des menstrues, les jambes deviennent enflées, se couvrent de vésicules, et pendant six mois le sang sort de ces petites tumeurs.

Le bras gauche se tuméfie, le sang choisit cette nouvelle voie : les jambes se guérissent. Ce phénomène dure un an.

Une troisième déviation se forme au pouce gauche, à la suite d'une piqûre, et les menstrues coulent pendant six mois par cette petite ouverture.

La quatrième année, immédiatement après un érysipèle de la face, deux ouvertures s'établissent : l'une à l'angle nasal, l'autre sur le milieu de la paupière, et ces deux pertuis fournissent pendant deux ans l'évacuation périodique, qui cesse de se faire par le pouce gauche.

L'abdomen devient à son tour le siège d'un érysipèle, le nombril se prend et le sang sort régulièrement pendant cinq mois par cette partie à chaque époque menstruelle. L'écoulement insolite se fait jour pendant quatre mois par la malléole interne du pied gauche, deux mois par *l'oreille gauche* et trois fois enfin par le sein du côté gauche.

Lorsque le sang ne s'échappait par aucune voie fixe, il survenait des hémorragies nasales et des vomissements de sang précédés de convulsions, de maux de tête et d'étourdissements.

Après quelque temps de séjour à la Salpêtrière, il se fit un changement dans la santé de Mlle A... et les règles prirent leur route ordinaire.

OBSERVATION VI

(Publiée par M. le docteur Petiteau, de la Compagnie des Transatlantiques, dans le *Marseille médical*, 30 mars 1887.)

Le 13 novembre 1884, s'embarquait à Marseille sur notre paquebot, à destination de Bastia, Mme X..., femme d'un offi-

cier de marine. Mme X... a vingt-sept ans ; elle est créole, née
à la Basse-Terre (Guadeloupe), d'un tempérament lympha-
tico-sanguin, de taille moyenne, teint mat.

Mme X... est d'une très bonne santé ; elle n'a jamais fait de
maladies graves.

Elle a été réglée à treize ans, et depuis elle l'a toujours été
régulièrement au point de vue de la quantité, de la qualité et
de la périodicité. Les règles sont faciles, peu douloureuses,
et à peine accompagnées de quelques tranchées utérines.

Elle a un petit garçon de cinq ans, très fort, très développé.
Elle a quitté sa terre natale depuis l'âge de dix ans et n'a
jamais été souffrante depuis son séjour en Europe.

Elle s'embarque bien portante et dîne fort bien le soir, sans
souffrir aucunement de la mer, qui est, du reste, parfaitement
calme.

Vers les neuf heures du matin, Mme X... me fait appeler.
Elle me montre, au moment où j'entre dans sa cabine, son
oreiller inondé de sang ; ce sang vient de l'oreille droite ; il
est rouge, rutilant et a imprimé l'oreiller d'une tache large
et d'une épaisseur notable. J'évalue la quantité de sang perdu
à un verre au moins. C'est, du reste, l'avis de la femme de
chambre qui a lavé l'oreiller.

Interrogée, Mme X... me dit n'avoir jamais éprouvé du côté
des oreilles, ni douleurs dans l'oreille gauche, ni dans la droite.
Elle ne s'est aperçue de l'hémorragie qu'à la sensation de
froid produite par le sang répandu sur l'oreiller. Cette hémorragie a eu lieu sans la moindre douleur, et Mme X... me dit que
ce n'est que par l'inquiétude éprouvée à la vue de ce singulier
phénomène qu'elle m'a fait appeler.

Me servant du petit spéculum auriculaire et nasal de Du-
play, j'examine scrupuleusement l'oreille préalablement lavée
et je n'y vois absolument rien d'anormal : aucune trace de
rupture des vaisseaux myringitiques, aucune érosion dans le

conduit auditif externe. La membrane du tympan paraît rouge et légèrement tuméfiée, mais elle est intacte. Du reste, Mme X... entend aussi bien le bruit de sa montre et tous les bruits extérieurs de ce côté que de l'autre. En lui faisant fermer la bouche et les narines, et chasser l'air dans les trompes suivant le procédé de Politzer, l'air pénètre sans douleur dans la caisse du tympan et aucun sifflement ne se produit dans le conduit auditif externe.

Pendant que j'interroge et que j'examine Mme X..., elle me dit s'apercevoir qu'elle a ses règles. Je la rassure et elle se lève pour déjeuner, ce qu'elle fait de fort bon appétit. Mme X... nous quitte à trois heures de l'après-midi ; aucune hémorragie ne se reproduit par l'oreille ; les règles continuent de couler normalement. La quantité de sang perdu est la même que d'habitude.

Je posai le diagnostic d'hémorragie supplémentaire.

OBSERVATION VII

(De Féré, publiée par Luc dans les *Arch. internationales de laryngologie.*)

(Résumée)

Homme, vingt-huit ans, épileptique à accès fréquents. Consécutivement aux accès, écoulement sanguin de l'oreille gauche. Pas de signe de fracture à la base du crâne.

L'oreille, à l'examen, a été trouvée saine.

CHAPITRE II

SYMPTOMATOLOGIE

Nous allons passer sommairement en revue ces observations et étudier quels sont les symptômes qui nous frappent chez chacun de nos malades.

Prenons l'observation première, celle de M. le docteur Bosc. Il suffit de la parcourir pour reconnaître, dans Hélène M..., une hystérique. Ses antécédents héréditaires seuls suffiraient à expliquer son état : son père est alcoolique, sa mère phtisique. Comme antécédents personnels, jeune encore, elle possède un caractère vif et volontaire, avec accès de colère et crise de larmes à la première contrariété. Mais l'hystérie, pour se montrer clairement, attend une violente discussion d'Hélène avec sa marâtre. Nous avons alors la première attaque, classique en tous points : « il lui semble qu'une boule part du creux épigastrique et vient l'étouffer à la gorge ; elle se débat, pousse un grand cri et perd connaissance ; elle reste une heure à se débattre, avec de grands mouvements, arc de cercle, sans morsure de la langue ni écume. »

A la suite de cette attaque, apparaît un phénomène rare dans l'histoire médicale, l'otorragie arrivant ici sans traumatisme, en dehors de toute influence menstruelle, avec simplement lourdeur de tête et pesanteur disparaissant dès que l'écoulement de sang est établi.

Peu après, une injection trop chaude détermine un état de catalepsie suivi d'une attaque d'hystérie. A l'otorragie, apparue la première, s'ajoute un phénomène nouveau, l'hématémèse.

Pendant les deux années qui suivent, nous voyons arriver une grippe, à forme nerveuse, suivie d'une nouvelle attaque d'hystérie à laquelle une troisième succède, réveillée par le spectacle de la mort de Durand.

En 1892, aux otorragies, aux vomissements de sang, s'ajoutent des sueurs abondantes, des marbrures violacées au niveau des mains et des avant-bras, et Hélène nous donne un exemple frappant de dermographie qui, d'après M. Mesmet, est un phénomène hystérique au premier chef. Avec cela, l'examen révèle de l'anesthésie pharyngée, des points hystérogènes très nets, de l'amblyopie hystérique.

Nous nous trouvons donc ici en présence d'une hystérique présentant, comme caractère particulier, de l'otorragie, de l'hématémèse, de la dermographie.

Nous retrouverons ces mêmes accidents dans presque toutes nos observations.

L'observation II met sous nos yeux une hystérique encore, à n'en point douter, présentant, elle aussi, de l'anesthésie pharyngée, des points hystérogènes, la sensation de boule au creux épigastrique et au gosier. Mlle F..., comme Hélène M..., montre de l'otorragie, des vomissements de sang suivant une scène de famille; des épistaxis, répétées, quotidiennes après de vives contrariétés. Par suggestion facilement pratiquée sur elle, M. le professeur Artigalas déplace le siège des hémorragies et les transporte à la main.

Ici encore, l'influence menstruelle n'est nullement en cause, ni le traumatisme.

Luc (obs. III) donne la relation des mêmes accidents chez une femme nerveuse. Fortes secousses morales ou violente discussion amènent une otorragie précédée de lourdeurs de tête et de pesanteurs, qui disparaissent avec l'écoulement sanguin.

L'observation de Magnus Huss (obs. IV) peut être discutée, car il y a ici intervention d'un traumatisme. Mais nous y trouvons malgré ce un grand appui en faveur de notre thèse. L'hémorragie, nous dira-t-on, perd ici de son intérêt, elle n'est plus qu'une preuve de la violence du traumatisme. A cela nous répondrons que Magnus Huss dit, dans son observation : Après quelque temps, elle fut prise d'hémorragie. Pourquoi ce laps de temps écoulé entre le traumatisme et l'apparition de l'hémorragie?

Et d'ailleurs, si ce traumatisme explique les hémorragies du cuir chevelu et de l'oreille, comment reconnaître en lui la cause, pendant plusieurs semaines, des vomissements de sang, survenant ici comme dans les trois premières observations, après une vive contrariété et en dehors des règles? Nous pensons qu'ici encore l'hystérie est seule en cause, et que c'est d'elle que dépendent tous les phénomènes ci-dessus étudiés.

Mais, maintenant, nous commençons une nouvelle série d'observations. En effet, V et VI présentent à notre examen un nouveau point de discussion qui sera traité avec la physiologie pathologique. C'est la coïncidence de ces hémorragies avec l'apparition des règles, et dans l'une des observations, remplaçant complètement les menstrues. Mais toujours nous retrouvons, chez nos malades, des phénomènes ou franchement hystériques ou tout au moins nerveux.

Dans l'observation V de M. Pinel, Mᴵᴵᵉ A... présente des attaques d'hystérie avant d'être réglée. Mais à partir de l'âge de onze ans, après une seule apparition des règles, le flux menstruel se fait jour par diverses voies; des vésicules se forment aux jambes, et pendant un mois le sang sort de ces petites tumeurs, puis c'est le bras gauche, le pouce gauche, l'angle du nez, l'abdomen, et enfin l'oreille gauche.

L'observation VI est recueillie à bord d'un vapeur. Mme X..., sur un transatlantique, est brusquement prise d'otorragie. Ici nous n'avons pas de traumatisme, pas de douleur. C'est brusquement, au milieu de la nuit, que commence l'hémorragie ; quelques heures après, apparaissent les règles.

Nous prévoyons une objection, c'est que, si on retrouve le phénomène de l'otorragie, on ne voit en rien l'hystérie, et cette maladie parfaitement reconnue chez les autres fait ici complètement défaut. Nous répondrons par le témoignage d'auteurs compétents en la matière, tels que le Dr Irwin, qui, dans un article intitulé : «Influence des voyages en mer sur les fonctions génitales (*London medical Record*, 1885)», a relaté le résultat de ses observations qui portent sur 1,500 femmes environ. Sur ces 1,500 femmes, 451 durent lui demander avis au sujet de différents accidents menstruels. Ceux-ci consistèrent en avances ou retards accompagnés de fortes douleurs dans l'abdomen. Le médecin anglais attribue ces accidents à une influence psychique résultant du changement radical des occupations, à l'appréhension du voyage lui-même, à l'action atmosphérique de l'air de la mer et aux secousses du navire. Nous serons donc, de par cela, autorisé à conclure que la cause de cette otorragie insolite provient tout simplement de l'excitation du système nerveux sympathique par ce voyage sur mer, système nerveux déjà excité par les fonctions menstruelles.

Nous nous retrouvons donc ici encore sous une influence nerveuse et nous avons parfaitement le droit de relever l'otorragie comme étant en relation avec le système nerveux. Il n'est pas prouvé du reste que cette influence ne s'ajoute point à un état hystérique antérieur, M. le docteur Petiteau n'ayant nullement interrogé la malade sur ses antécédents et conclu de suite à une hémorragie supplémentaire.

Reste la dernière observation, c'est celle de Féré. Elle se rapporte à un homme, et est fort concluante. Le malade est épileptique, et c'est après chacun des accès que se montrent les otorragies.

Dans toutes ces observations, quels sont donc les symptômes qui nous frappent le plus ? C'est d'abord l'otorragie toujours précédée d'une attaque d'hystérie ou en tout cas d'une forte secousse morale, consistant en émotion violente ou discussion ; c'est, après, la suite des phénomènes qui se déroulent devant nos yeux. Après l'otorragie, les vomissements de sang, les épistaxies, les sueurs profuses, et enfin la dermographie sur laquelle nous reviendrons..

Et au-dessus de tout cela, dans toutes nos observations, plane l'hystérie, qui, chez certaines de nos malades, transforme leur observation en description de cette maladie, que tout démontre. L'analyse d'urine, si complètement relatée par M. Bosc, qui nous fait voir l'inversion des phosphates, la diminution de l'urée, de l'acide phosphorique, du volume et de la coloration, en est une preuve de plus, comme le prouvent les recherches faites par M. Bosc à l'hôpital suburbain sur ce sujet. Chez la plupart, c'est une hystérie violente ; la minorité présente seulement un état nerveux assez accusé.

L'otorragie est le plus souvent précédée de lourdeurs de tête, de sensations de pesanteur qui disparaissent aussitôt que l'écoulement sanguin a lieu. Mais, sauf dans une que nous avons déjà discutée, l'écoulement a lieu brusquement, sans cause connue, sans traumatisme, sans excitation de cette partie sur le tympan. Et malgré la répétition des hémorragies, parfois à de courts intervalles, l'ouïe reste normale, les lésions de l'oreille sont peu importantes, et l'état général n'est pas sensiblement altéré. Le symptôme douleur n'apparaît jamais franchement dans l'otorragie, il est plus patent dans les vomissements de sang.

CHAPITRE III

DIAGNOSTIC DIFFÉRENTIEL

L'hystérie, il est vrai, est patente, et on ne la peut nier ; mais il n'est pas démontré qu'en même temps il n'existe pas de maladies dont les manifestations coïncideraient avec elle.

L'otorragie, les vomissements de sang, les douleurs qui les accompagnent, sont les signes pathognomoniques de certaines affections dont il nous faut discuter l'existence.

Ce seront l'ataxie locomotrice, dont les débuts peuvent être marqués par de violentes douleurs ; le purpura, avec lequel on pourrait confondre les sigillations des observations I et IV ; les affections pulmonaires et stomacales, qui pourraient laisser supposer les hématèmèses et les hémoptysies.

Ataxie locomotrice.—Le début de cette maladie présente dans la période des douleurs fulgurantes, des troubles viscéraux parmi lesquels les crises gastriques, pouvant être suivies de vomissements de sang.

Le doute ici n'est pas permis, car il suffit de comparer l'état de nos malades avec celui des ataxiques. Chez les derniers, ce sont des douleurs violentes, avec irradiations dans le dos ; les hystériques, au contraire, n'ont que des douleurs *sourdes* à l'estomac et dans le dos (obs. I), quelquefois même absence de douleur précédant les vomissements. Les autres observations, muettes sur le symptôme douleur, prouvent le peu d'importance qu'il présentait.

Nous sommes d'ailleurs d'un côté en plein état hystérique, avec attaques répétées, de l'autre quelquefois en pleine période d'incoordination des mouvements.

Le scorbut et le purpura pourraient être mis en cause devant les sigillations et les marbrures relevées dans deux observations. Qu'il nous suffise de signaler l'état de fièvre, l'affaissement, qui sont l'apanage des premiers, et l'apparition en pleine santé de ces accidents dans le second cas

Hémophilie. — Les manifestations sont à peu près les mêmes que celles que nous rencontrons. Hémorragies profuses avec siège différent. Mais absence des attaques hystériques ou d'autres symptômes hystériques, et ce sera là le point fondamental de notre diagnostic différentiel.

Affection pulmonaire. — Ne pourrait-on rattacher les hématémèses aux hémoptysies, et rechercher dans ces vomissements, du sang dégluti et rejeté ensuite. Mais nous n'avons nulle part trouvé les lésions pulmonaires l'état de dépérissement qu'on rencontre forcément avec les hémoptysies.

Le sang rendu par nos malades est en caillots noirs, épais, denses.

Venant du poumon, il serait mélangé à des crachats, il serait spumeux, âcre.

Affections stomacales. — Notre embarras ne sera point grand pour discuter la question du cancer. Il n'en sera pas de même pour l'ulcère.

Le cancer diffère totalement de nos cas, d'abord par l'époque à laquelle il arrive ; rarement avant cinquante ans — toutes nos malades sont jeunes.

Troubles marqués.de la digestion, avec éructations acides, ou goût d'œufs pourris — rien de pareil à relever dans nos observations.

Dépérissement progressif, œdème càchectique, vomissements noirâtres.

Il n'y a que le dernier symptôme qui nous pourrait faire hésiter, mais il perd bien de sa valeur devant l'absence de tous les autres.

L'étude de l'ulcère est hérissée de difficultés, et l'on nous permettra de la discuter assez longuement; nous n'avons en effet ici aucun examen direct possible, qui nous permette, comme nous le ferons tout à l'heure pour l'oreille, de dire quel est l'état exact de la muqueuse, et l'on nous pourrait toujours objecter la présence d'un ulcère, qui expliquerait les vomissements.

Ici nous ne pouvons plus arguer de l'état de nos malades et de leur âge pour repousser le diagnostic ulcère, car Brinton, Rokitanski et Jackn (Ferran, thèse de Paris) assurent que c'est la femme, et la femme jeune, qui en serait le plus souvent atteinte.

Mais nous avons heureusement dans la marche de la maladie des arguments sérieux en notre faveur. Suivons en effet les différents stades de cette affection.

Dans l'ulcère chronique, nous avons douleur fixe xyphoïdienne avec irradiation dans les hypocondres ou l'abdomen. Elle est ici lancinante et vive. Mais son apparition n'a rien de fixe et ses causes multiples. Les aliments paraissent avoir sur elle beaucoup d'influence par l'excitation que produit leur passage.

Le vomissement est le signal de la fin des douleurs. Leur couleur varie du rouge clair au rouge brun, suivant la durée du séjour du sang dans l'estomac. Quelquefois même, bien supporté, il sera facilement digéré et rendu sous forme de selles noires.

En même temps, presque mêmes symptômes que dans le cancer, légèrement atténués cependant : œdème, perte de forces, et trop souvent terminaison fatale.

Comparons maintenant à cette maladie celle qu'a présentée Hélène M... à l'hôpital suburbain.

Chez Hélène M..., il faut une cause qui est toujours la même, forte discussion ou émotion morale, pour déterminer l'hématémèse. S'il y a chez elle point xyphoïdien douloureux disparaissant avec le vomissement, ce sont des douleurs sourdes, quelquefois nulles comme nous l'avons vu plus haut. L'ulcéreux, fatigué même entre ses crises, est obligé de subir un traitement spécial qu'il ne peut changer. Hélène M..., au contraire, dans l'intervalle de ses crises, peut supporter à deux reprises différentes une alimentation ordinaire sans en être indisposée.

Au moment où elle nous quitte, notre jeune malade présente toutes les apparences d'une bonne santé, et rien de pareil n'aurait pu se rencontrer chez un malade atteint d'une affection ulcéreuse assez avancée pour amener durant trois ans des hématémèses.

L'intermittence seule des douleurs serait un point de diagnostic. Les vomissements tantôt très rapprochés, tantôt éloignés, présentent des caractères différents : une fois il y a douleur, la fois suivante elle disparaît ; l'hématémèse se présente comme une fonction qui n'épuise pas.

En considérant tous ces caractères, et surtout l'absence d'autres hémorragies dans l'ulcère, et la coïncidence d'autres accidents de même nature chez nos hystériques, ils suffiront pour nous garder d'un diagnostic faux.

Nous parlions, il y a un instant, de la coexistence d'autres hémorragies. Nous ne devons point ici oublier le symptôme qui est le point de départ de notre thèse, si rare dans les annales médicales, que ni MM. Pitres, Gilles de Tourrette, Grasset, Charcot, ne le mentionnent, je veux parler de l'otorragie.

Nous n'avons pas ici à discuter de diagnostic différentiel, discussion rendue inutile par les examens otoscopiques qui ont été faits dans les divers cas.

Nous savons qu'elles arrivent brusquement sans qu'on puisse invoquer aucune provocation de l'extérieur.

Les examens faits avec beaucoup de soin nous montrent des lésions variées (obs. I, examen de M. François) : Congestion de la partie supérieure, avec tympan déprimé et petite perforation, l'ouïe étant cependant normale. Dans l'obs. II, pas de perforation, simplement une surface un peu dépolie, congestionnée. Dans l'obs. III, M. Petiteau dit : « J'examine scrupuleusement l'oreille préalablement lavée, et je ne vois rien d'anormal. Aucune trace de rupture des vaisseaux myringitiques. »

Luc ne relève nulle autre lésion qu'une tache violacée ou ecchymotique.

Féré a remarqué que l'oreille était saine.

Nous trouvons donc, quelquefois, à la première otorragie une oreille saine, dans les autres, une hyperémie intense, avec lésions diverses, considérations sur lesquelles nous reviendrons dans le pronostic.

Pour différencier ces otorragies de toutes les autres maladies de l'oreille, nous relevons simplement l'absence de douleurs, et surtout le début brusque de l'hémorragie.

Ici, comme pour l'ulcère, nous invoquerons encore le cortège d'accidents qui l'accompagnent et nous en arrivons au dernier phénomène que présente Héline M..., la dermographie sur lequel nous ne nous arrêterons qu'à peine, pour nous en servir comme d'une preuve nouvelle de l'hystérie à laquelle nous voulons tout rattacher.

Malgré ce qu'en pensent certains auteurs, nous nous rallierons à l'opinion de MM. Mesmet et Carrieu, et nous en ferons un stigmate de l'hystérie.

Nous avons donc successivement éliminé toutes les hypothèses que nous avions émises au début de ce chapitre, et nous croyons pouvoir conclure que l'hystérie seule persiste, n'étant jamais démentie dans aucune observation.

Et nous rangerons tous les accidents qui précèdent, comme étant sous la dépendance de l'hystérie.

Mais comment expliquer qu'à elle seule elle puisse provoquer tous ces phénomènes ?

CHAPITRE IV

PHYSIOLOGIE PATHOLOGIQUE

Pour expliquer tous ces accidents, il suffit de bien connaître l'hystérie et son action sur les vaso-moteurs.

Nous n'acceptons plus cette idée limitée des anciens, qui faisaient de l'hystérie une simple maladie de l'utérus. Il faut reconnaître aujourd'hui « qu'elle frappe la femme dans toutes les parties de son système nerveux, et l'appareil de la vie végétative (système du grand sympathique) n'est pas plus à l'abri que l'appareil de la vie de circulation (système cérébro-spinal) (Ferran) ; c'est cette atteinte du système sympathique qui nous donne l'explication des accidents que nous venons d'étudier.

Nous savons que du grand sympathique partent des filets nerveux qui se rendent aux muscles lisses des vaisseaux. Ce sont les nerfs vaso-moteurs. Excite-t-on ces nerfs, les muscles lisses se contractent, le sang n'arrive plus qu'en quantité minime ; il y a pâleur, anémie. Y a-t-il paralysie, le contraire se produit, il y a dilatation des vaisseaux, par suite congestion.

Claude Bernard, par ses expériences de 1851, sur le sympathique de l'oreille d'un lapin, a consacré la théorie des vaso-moteurs et démontré la certitude de leur existence.

Mais cette action, produite expérimentalement par la section ou l'incitation du bout périphérique, peut se produire normalement sous l'influence de la moelle. Celle-ci, en effet, possède ce que les physiologistes appellent : pouvoir excito-moteur, en vertu duquel elle agit sur les vaso-moteurs. Mais la moelle se fatigue rapidement et son pouvoir excito-moteur disparaît. C'est alors que se produit le phénomène que Claude Bernard a obtenu par la section.

Certains physiologistes avaient vu dans les hémorragies le fait d'un spasme vasculaire. Ferran cite les conclusions d'Hoffmann : « *Censeo hemorragiarum causam immediatam et continentem esse sanguinis liberiorem in circulatione sua impedimentum* » et celles de Stahl lui-même, qui fait dépendre les hémorragies d'un mouvement spasmodique. Mais si cette théorie était vraie, pourquoi ces hémorragies coïncideraient-elles avec la fin de l'attaque ? Elles devraient, au contraire, dans ce cas arriver au début, coïncidant alors avec l'excitation du bulbe et de la moelle.

Arrïvant après l'attaque, après, tout au moins, toute excition morale un peu forte, elles sont une preuve qu'elles ne se produisent qu'après l'anéantissement du pouvoir excito-moteur du bulbe et sont le fait de la dilatation artérielle. Revoyons, en effet, les phénomènes qui précèdent l'otorragie ou les hémorragies en général. Ce n'est que dix heures après l'attaque que l'écoulement a lieu. Même remarque à faire pour les vomissements.

M. le professeur Carrieu dit, dans sa leçon : « Ne pourrait-on caractériser cette forme d'un mot, en disant que nous avons affaire à une forme hémorragique de l'hystérie? » Mais, comme le dit notre Maître, nous n'avons pas seulement relevé des hémorragies, il y a encore (obs. I) des sueurs abondantes, des marbrures violacées, enfin de la dermographie, tous phénomènes qui ne se pourraient plus ni comprendre ni expliquer.

Avec, au contraire, notre théorie de l'hystérie vaso-motrice, tout s'explique et tous ces phénomènes sont du ressort des vaso-moteurs et sous l'influence de la dilatation vasculaire.

La dermographie elle-même peut parfaitement relever aussi de cette influence de la moelle sur le système sympathique. Tous les auteurs ont fait du bourrelet qui se produit l'analogue de la papule de l'urticaire vraie, qui est due simplement à des troubles vaso-moteurs. Nous appuyons d'ailleurs notre assertion sur les résultats d'un examen histologique relaté dans la thèse de M. Cornu (Thèse de Paris, 1890).

Nous voyons du reste M. le professeur agrégé Ducamp arriver aux mêmes conclusions dans sa notice sur un cas d'hystérie vaso-motrice.

Tous ces accidents secondaires qui surviennent chez Hélène M... nous montrent la gradation qui existe entre eux. Ils ne sont en effet que le premier stade d'une congestion qui en s'accentuant amène les hémorragies.

Voilà donc, parfaitement expliqués, tous nos accidents, et il ne nous reste plus qu'une question à élucider, c'est celle des hémorragies se produisant en même temps que les règles.

Il nous suffirait de remarquer que dans la plupart de nos observations les phénomènes vaso moteurs se sont produits en dehors de toute influence menstruelle pour pouvoir laisser de côté cette discussion. Mais cette influence se trouve dans d'autres observations et nous devons l'examiner, car la menstruation a dans sa production de grandes analogies avec les hémorragies morbides.

Voyons, en effet, quelles théories ont cours sur la menstruation. Au début, on considérait la menstruation comme une excrétion nécessaire au maintien de la santé de la femme, soit par la déplétion qu'elle détermine dans la tension vasculaire, soit par l'expulsion des principes nuisibles. Si donc l'écoulement ne se produit pas par les voies naturelles, il faut absolument qu'il se fasse sur un autre point, sinon les désordres les plus graves seraient la conséquence de cette suppression.

Mais Rouget, le savant physiologiste dont le nom honore notre Faculté, a démontré que la dilatation vasculaire qui accompagne l'ovulation est sous la dépendance d'un état particulier du système vaso-moteur. « Dans son mécanisme intime, dit Augustin Fabre, la menstruation est un phénomène érectile, où le système nerveux joue le principal rôle, soit directement, soit par l'intermédiaire des fibres qu'il anime »; le système nerveux, excité, amène alors les phénomènes qui peuvent accompagner les règles : psychiques ou sensitifs, s'ils sont simplement nerveux ; les autres circulatoires, se traduisant par de l'agitation du pouls, la fréquence et la force des battements du cœur, tous ces troubles vasculaires, dit Sirus Pirondi, sont dus à une sorte d'éréthisme général d'origine vaso-motrice.

Sans rejeter la vérité des déviations menstruelles, dont nous avons des exemples, nous conclurons que la plupart du temps ces hémorragies survenant en temps de menstrues, ou un peu avant, sont simplement sous l'influence de cet éréthisme général vasculaire. Et nous aurons démontré la relation étroite qui existe entre elles et l'hystérie, lorsque nous aurons cité l'opinion de Lorey et de A. Fabre, qui admettent que ces accidents surviennent de préférence chez les femmes névropathes — et de Raciborsky, qui, allant plus loin, considère tous ces accidents en temps de règles, comme constituant une névrose véritable. — Nous sommes de cette façon ramené à notre première théorie : troubles vaso-moteurs, coexistant avec un état nerveux.

CHAPITRE V

PRONOSTIC

Le pronostic sera bénin, et toute hémorragie, de nature franchement hystérique, ne devra pas nous effrayer. On comprend, d'après cela, la nécessité d'un diagnostic précis pour pouvoir donner un pronostic qui changerait, s'il s'agissait d'un cancer, d'un ulcère ou d'une affection pulmonaire.

On comprend aussi la nécessité d'un diagnostic rapide, car il ne faudrait point se fier toujours à l'innocuité de ces lésions, dont l'avenir se pourrait ressentir.

Dans le cas particulier d'otorragie que nous envisageons, la bénignité est absolue au début, puisque nous voyons, dans toutes nos observations, l'ouïe restée normale, malgré les écoulements de sang. Mais, dans la suite, on ne peut oublier qu'un organe aussi délicat que celui-là peut être fortement compromis par une hémorragie, en amenant une lésion tympanique importante ou en déterminant un dérangement dans les rapports des osselets.

D'un autre côté, toute hémorragie supposant déchirure des vaisseaux peut ouvrir une porte aux bacilles, et en particulier à celui de la tuberculose, pénétration rendue plus facile encore par l'anémie qui peut résulter d'hémorragies fréquentes et abondantes.

Outre cette considération, il en est encore une autre qui militerait en faveur d'un traitement rapidement institué.

L'hystérie, ainsi qu'il ressort des recherches récentes de M. le docteur Bosc sur les urines des hystériques dont nous avons précédemment parlé, amènerait des phénomènes d'hyponutrition. L'activité des tissus pour se nourrir serait, de par le fait de la maladie, diminuée, et l'organisme, en état continuel de déchéance, serait plus apte par suite à se laisser envahir par les éléments morbides.

CHAPITRE VI

TRAITEMENT

Le traitement sera général et local.

Le premier sera le plus important. Le médecin n'oubliera pas que tous ces accidents sont sous l'influence du système nerveux, et qu'on pourra s'adresser à lui pour les faire cesser.

On a essayé les bromures de potassium, de strontium ou de camphre, ils n'ont donné jamais de résultats bien excellents, sauf lorsqu'ils ont été donnés durant les périodes d'excitation. Chez Hélène M... (obs. I), le bromure de strontium ne produisit aucun résultat.

Si cependant on est obligé de le donner, qu'on ne le fasse que par intermittence, pour laisser de temps en temps à l'organisme le temps de se reposer.

Il faudra s'adresser à l'état général et user, pour le relever, de tous les moyens connus. L'hydrothérapie, le grand air seront bons.

Tous les toniques et amers devront être ordonnés pour stimuler les fonctions digestives et les favoriser. Il est un remède dont il faudra au besoin se souvenir, c'est la strychnine, qui nous pourra être d'une grande utilité pour relever le pouvoir excito-moteur du bulbe.

Nous voyons un traitement nouveau dont s'est servi M. le professeur Artigalas qui peut, dans certains cas réussir, mais qui ne nous a pu servir chez Hélène M. . C'est la suggestion. Nous voyons, en effet, dans l'observ. II, toute hémorragie cesser après l'injonction qui lui en avait été faite dans le sommeil hypnotique. M. Artigalas ajoute même : « Nous ne croyons pas, en présence de sa facile obéissance à la suggestion, que ces accidents se reproduisent. »

Il est regrettable que l'on n'ait pu suivre pendant plus longtemps cette malade, pour avoir la certitude sur le résultat obtenu par ce genre de traitement.

Le traitement local sera purement symptomatique :

1º Pour l'otorragie, lavages antiseptiques de l'oreille (acide borique, acide phénique) ;

2º Pour les hématémèses, régime lacté et potion à la cocaïne ;

3º Pour les hémoptysies et toutes les hémorragies en général, potion à l'ergotine.

CONCLUSIONS

———

Nous croyons pouvoir terminer en tirant les conclusions suivantes :

L'hystérie exerce, dans certains cas, une influence sur les vaso-moteurs et détermine de par ce fait des accidents tels que : otorragie, hématémèse, hémoptysies, sueurs abondantes, dermographie, que nous pouvons envisager comme les symptômes d'une forme particulière de l'hystérie que nous appellerons l'hystérie vaso-motrice.

Le pronostic de tous ces accidents, lorsqu'ils sont d'origine hystérique, est bénin.

Le traitement sera dirigé contre l'état nerveux en général, au moyen des bromures. On pourra dans certains cas essayer la suggestion.

Le traitement local sera purement symptomatique.

INDEX BIBLIOGRAPHIQUE

CARRIEU. — Syndromes vaso-moteurs dans l'hystérie (Clinique médicale de l'Hôtel-Dieu Saint-Éloi).

FERRAN. — Du vomissement de sang dans l'hystérie (Thèse de doctorat. Paris, 1874).

MORA. — Des hémorragies dans l'hystérie (Thèse de doctorat. Paris, 1880).

SIRUS PIRONDI et CONSTANTIN ODDO. — Quelques considérations sur les hémorragies dites supplémentaires, à propos d'un cas d'hémorragie auriculaire survenu à l'occasion des règles (Marseille médical, 1887).

A. RÉMOND. — Note sur un cas d'hémorragie auriculaire, oculaire, et palmaire de nature hystérique (Languedoc médical, décembre 1861).

GRASSET. — Traité pratique des maladies du système nerveux.

Vu et permis d'imprimer :

Montpellier, le 30 novembre 1892.
Pour le Recteur,
L'Inspecteur d'Académie délégué,

J. YON.

Vu et approuvé :

Montpellier, le 28 novembre 1892.

Le Doyen,

MAIRET.

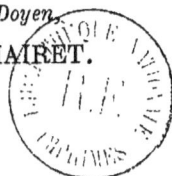

SERMENT

En présence des Maîtres de cette École, de mes chers condisciples et devant l'effigie d'Hippocrate, je promets et je jure, au nom de l'Être suprême, d'être fidèle aux lois de l'honneur et de la probité dans l'exercice de la médecine. Je donnerai mes soins gratuits à l'indigent, et n'exigerai jamais un salaire au-dessus de mon travail. Admis dans l'intérieur des maisons, mes yeux n'y verront pas ce qui s'y passe, ma langue taira les secrets qui me seront confiés, et mon état ne servira pas à corrompre les mœurs ni à favoriser le crime. Respectueux et reconnaissant envers mes Maîtres, je rendrai à leurs enfants l'instruction que j'ai reçue de leurs pères.

Que les hommes m'accordent leur estime, si je suis fidèle à mes promesses ! Que je sois couvert d'opprobre et méprisé de mes confrères, si j'y manque !

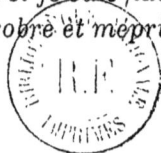

www.ingramcontent.com/pod-product-compliance
Lightning Source LLC
Chambersburg PA
CBHW050544210326
41520CB00012B/2707